U0005123

神奇的刮痧療法

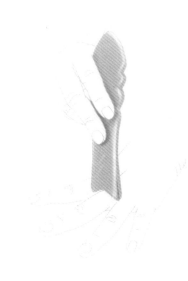

孫茂峰◎編著

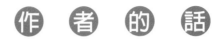

調節人體自身祛病自癒能力的刮痧

　　實證醫學採用精密儀器及化學合成藥劑延長了人類的平均壽命，但因醫療資源分配不均，還有病原菌產生之抗藥性而讓醫藥專家及學者頭痛萬分。人類基因體解碼之後，Single Nucleotide Polymorphism（SNP）更證明了一種藥物對不同的人有不同的反應及療效（因為每個人的遺傳基因組成不同），也讓以實證醫學為依歸的用藥方式，漸趨向個人化，日後醫生開處方的方式更「因人而異」。

　　然而傳統中醫早在數千年前即已做到辨証論治、對症下藥的施治法，當今最新的科學發現，只不過是為傳統的中醫理論，做了更明確的註解而已。

　　「刮痧」是從古至今最廣為流傳的民間傳統療法之一，中醫醫理上稱為「中醫外治法」。施治時，不需要昂貴的儀器，經濟又安全，隨時隨地可以使用，但非常可惜的是常被視為難登大雅之堂之小技而未受重視。一般人對刮痧的觀念大多停留在處理中暑及感冒的功能上，其實刮痧在中國傳統醫學理論中的「扶正祛邪」、「培元固本」、「陰陽平衡」、「調節人體自身祛病自癒的能力」上皆扮演著重要角色。

　　一個有專業素養的刮痧施治者，除了純熟的運板技巧外，尚須遵循傳統中醫的八綱——陰、陽、寒、熱、表、裡、虛、實仔細辨證，並配合望、聞、問、切四診為患者緩解病症，解除痼疾。其適應症範圍廣泛，王敬及楊金生所著的《中國刮痧健康法大全》中即記載了四百餘種之多。

　　在我們對「痧象」沒有清楚合理的解釋，以及「刮痧」對人體健康的影響沒有確切的實驗數據之前，不宜妄下斷言。

　　然而，西方醫學界開始重視順應自然療法與替代療法（Alternative Medicine），符合此潮流的「刮痧」雖不能治百病，但在預防保健或促進病體康復上，有其重要的地位。

　　本人以在臨床行醫之餘集結此書，希望藉此能夠減少社會醫療資源的浪費，也希望人人都會做簡易的刮痧居家保健，為國人帶來和諧與健康。

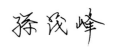

目　錄

目　錄

如何使用本書

　　本書共七個章節，引言說明中醫外治法的基礎理論，指出經絡、穴位與刮痧的關係。第一章讓讀者了解什麼是「痧」？刮痧對健康有什麼好處？第二章介紹刮痧的工具及使用技巧的基本原則。第三章提醒各位讀者在進行刮痧的時候有哪些需要注意的事項與禁忌。第四章教導刮痧的技巧手法。第五章描述了如何運用刮痧技巧於人體的各個部位，以及應注意的順序。第六章詳述各種症狀時，應如何使用刮痧來減緩及保健。第七章是針對小兒常見的輕型症狀，父母親可以在家輕鬆幫小兒做保健。

　　在圖中標示穴位，讀者在施行刮痧時請依穴位帶刮，並選擇穴位帶空間適用的刮痧板。

　　本書以圖片一一說明刮痧時會運用到的穴位及順序，清楚明白，在解說中並醒目標示應注意事項，讀者可以按圖索驥，學習如何以刮痧來保健養生。

清楚標示刮拭
方向及穴位

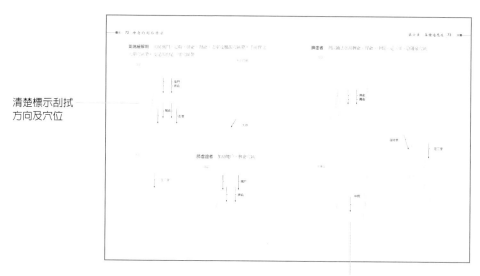

精美插圖局部
特寫刮痧部位

概略解說各種病症

針對不同體質施
治於不同穴區

從中醫理論談刮痧保健法

中醫外治法

廣義來說，舉凡各種不用內服藥，而能解除病痛的方法，都可算是中醫外治法的範疇。狹義的說法，是藉外在的刺激經由皮膚或穴位（經絡）、五官九竅或病變局部之黏膜吸收，進而達到治療疾病的目的。

要了解刮痧如何產生作用，必須先了解中醫經絡腧穴的基本概念。

經絡

中醫所指之經絡為人體內氣血運行的主幹和分支。刮痧與經絡有著密切的關係，因為經絡是疾病在人體表面或皮下組織呈現反應的系統，而穴道為經絡上的反應點。

經絡為氣血運行的主要通路，在二千多年前中國的第一本醫書《黃帝內經》中有詳盡的描述。人體經絡系統包含十二正經與奇經八脈兩大內容，另有十二經別、十五絡脈、十二經筋、十二皮部。十二經脈分布於人體的對稱兩側，互相連接，貫通五臟（肝、心、脾、肺、腎）與六腑（膽、小腸、胃、大腸、膀胱、三焦），而氣血運行自手太陰肺經起始，依序運行，最後又回到手太陰肺經，成為一個連續的循環。

經脈走向規律

手太陰肺經

起於中焦，橫行至胸部外上方，沿上肢內側，前緣向下，直至姆指之端。共十一穴。

手陽明大腸經

起於食指橈側端，沿上肢外側前緣而行，共二十穴。

足陽明胃經

起於鼻旁，沿喉嚨下行，後下行大腿前側，共四十五穴。

足太陰脾經

起於足大趾內側，沿小腿內側正中線上行，後行大腿內側前緣，共二十一穴。

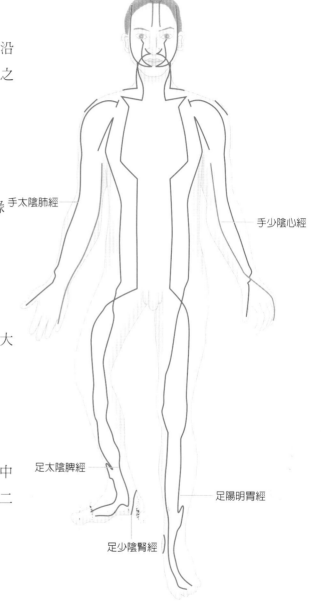

手太陰肺經
手少陰心經
足太陰脾經
足陽明胃經
足少陰腎經

手少陰心經

起於心中，沿上肢內側後緣而
行，共九穴。

手太陽小腸經

起於手小指外側端，沿手背上
肢外側後緣而行，共十九穴。

足太陽膀胱經

起於目內眥，經足後側下行，
共六十七穴。

足少陰腎經

起於足小趾下，沿足內側後緣
而行，共二十七穴。

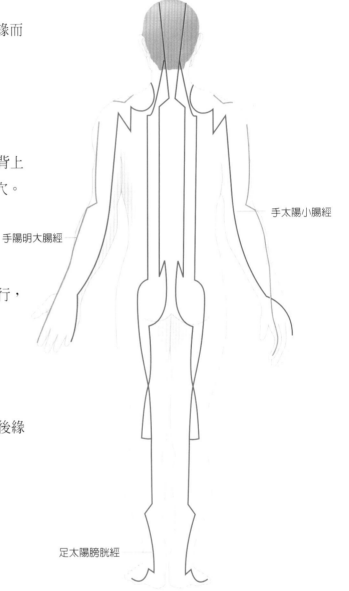

手太陽小腸經

手陽明大腸經

足太陽膀胱經

手厥陰心包絡經

起於胸中，沿上肢內側中線而行，
共九穴。

手少陽三焦經

起於無名指尺側端，經前臂外側中
線而行，共二十三穴。

足少陽膽經

起於目外眥，後沿下肢外側中線下
行，共四十四穴。

足厥陰肝經

起於足大趾外側，沿足內側中線而
行，共十四穴。

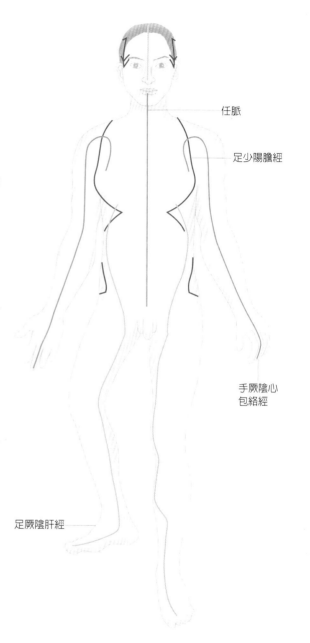

任脈

足少陽膽經

手厥陰心
包絡經

足厥陰肝經

任脈

起於下股，往上直至唇下，任
脈共有二十四個穴位。

督脈

起於下腹恥骨正中，由後往上
繞過頭頂至正面臉部，至唇上
人中之處，督脈共有二十八個
穴位。

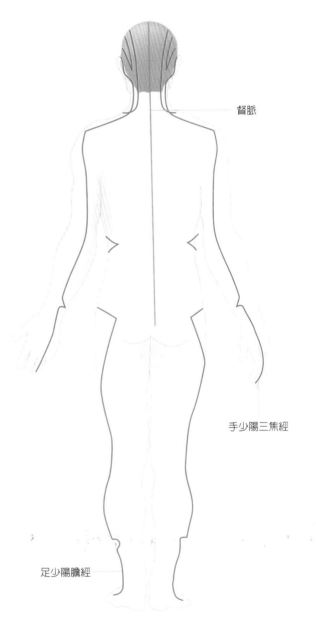

督脈

手少陽三焦經

足少陽膽經

經絡作用共同性：手、足三陽經主治發熱疾病。

手三陽經可治療部分胸部疾病。

足三陽經可治泌尿生殖系統疾病。

經絡作用特殊性：手陽明（大腸經）、足陽明（胃經）可治口腔疾病。

手少陽（三焦經）、足少陽（膽經）可治腑肋病。

足厥陰（肝經）治泌尿系統疾病。

手太陽（小腸經）可治肩胛病。

足太陽（膀胱經）可治腰背部疾病。

任脈有回陽固脫作用，督脈有急救作用。

穴位的作用

穴位是人體經脈會聚的部位，多爲密集的神經末稍或粗神經經過的地方。在經絡循行的路徑上，有數百個穴位，有助於氣血在經絡裡的運行與循環。氣所聚集之點稱爲腧穴。

穴道可分爲二種：一種是位於十二正經和任督二脈上的一般經穴；另一種是不位於任何一條經絡之中的經外奇穴。

由於十二正經中每一條經脈，皆有其相對應的特定臟腑，因此一般經穴與體內的臟腑和身體的所有部位，有著密不可分的關聯，也可反映體內生理或病理上的變化。

人體穴位圖請參考附錄。

第一章　刮痧的基礎理論

刮痧定義

什麼是痧

　　「痧」是體內疾病在身體表面所產生的特殊表現，刮痧後會出現明顯的瘀痕，幾天後方能消失，這就是所謂的痧。

何謂刮痧

　　簡單的說，「刮痧」就是用刮痧器具及潤滑劑刮磨皮表、經脈、穴區帶，造成瘀血點（出痧現象），以達防病的非藥物自然保健法。

　　刮痧，又稱爲撮痧、抓痧，是用手、邊緣潤滑物或針具，在身體表面的特定部位，施以捏、捋、擠、刮、刺、挑等手法，例如：刮擦患者的胸背和頸部等處，使皮膚出現片狀或點片狀瘀斑；或造成皮膚局部充血，而呈現紫暈，以減輕內部的炎症及疼痛，進而達到調整機體、恢復生理狀態、克服病痛之中醫外治法。

刮痧有什麼好處？

經濟又安全

　　世界衛生組織（WHO）近來不斷強調慎用藥物，就是已認識了非藥物療法的重要性，也要求在治病時回歸自然、順應自然。刮痧保健法不僅方便、經濟、無毒害，還能從刮痧後出現的痧象，幫助早期診斷應用。

促進新陳代謝功能（美容排毒）

　　「痧」就是體內疾病在身體表面的特殊表現，也就是說體內的氣血淤積

和阻塞，以現今的說法，叫做「毒素」，若毒素在體內累積太多，沒有適當釋放出來，日積月累容易引發病痛，可藉由刮痧保健法進行排毒、去除淤積。

刮痧過程可使局部組織血管擴張及黏膜的滲透性增強，淋巴循環加速使體內廢物、毒素排除，細胞組織得到營養，從而使血液得到淨化，增加了全身的抵抗力，可減輕疾病，促進康復。

醫療保健之效

刮痧之理論基礎乃根據中國醫學之十二經絡、奇經八脈施以行氣活血之方法而達到療效。其範圍則涵蓋點、線、面，讓疾病顯現出來，並刺激穴道，以達到醫療保健的功效。

在古代，刮痧通常以銅幣、湯匙、木梳或玉珮等，先於患部或穴道旁塗抹麻油、米酒或水，藉以刺激皮膚發熱，促使皮下微血管擴張，汗腺也因充血、擴泄而達到加強行血的目的；此外，更能使疾病之癥兆由體內逼出體外，壞死之細胞及毒素等亦經由血液循環排出體外，並可藉由呈現於患部皮膚之紫紅色或青黑色之瘀斑來判斷病況，再抹草藥或服用適合之藥方以治療病症。

刮痧緣起

刮痧起源的確切時間已難以考證，其雛形可追溯於舊石器時代，在當時人們患病用手或石片捶打某一部位，有時候竟可讓身體得到舒緩，這就是「刮痧」的萌芽階段。到了唐朝開始用苧麻來刮痧治病，隨著歷史的演變，刮痧法開始在醫書上有記載。較早記載的是元代醫家危亦林在西元1337年所著的《世醫得求方》；明朝針灸學家楊繼洲《針灸大成》一書中亦記載著刮痧法；明朝大醫學家張景岳（1563－1640）即十分推崇刮痧療法而造成後來

醫學家們廣泛的應用，張景岳可說為刮痧療法奠定了基礎。清初的郭右陶於1976年編撰《痧脹玉衡》，更是讓刮痧療法廣為普及化而流傳至今。

刮痧保健

刮痧療法的核心理論就是根據經絡學的經脈來施以調治，內容包括：活血行氣、疏通經絡、補養袪瘀。把阻滯經絡不可見的病源呈現於人體表面，使病變的器官與細胞得到營養和氧氣的補充，發生活化，以增加人體的自癒力。同時刮痧有刮拭經絡的傳導和輸送氧氣的作用，可調整經脈臟腑的功能，促使人體的病理變化恢復成正常生理機能。

一、排除毒素：刮痧過程可使局部組織形成高度充血，血管神經因受到刺激而使血管擴張、血液淋巴液增快，吞噬作用及循環增強，使體內廢物、毒素加速排除。增進良好的新陳代謝，使組織細胞獲得營養，藉以發揮人體之正常生理功能。

二、活血袪瘀：刮痧可調節肌肉的收縮和舒張，使組織間壓力得到調節，以促進刮拭組織周圍的血液循環、增加組織血流量、增強局部血液循環，使局部組織溫度升高，從而起到活血化瘀、袪瘀生新的作用。

三、疏通經絡：依經絡的方向循經刮拭，在刮痧板直接刺激下，提高局部組織的痛閾。通過刮痧板的作用使緊張或痙攣的肌肉得以舒展，從而消除疼痛。

四、調整氣血、陰陽：對內臟功能有著明顯的調整陰陽氣血平衡作用，如腸蠕動亢進者，在腹部和背部等處進行刮痧，可使蠕動亢進的腸道受到抑制而恢復正常；反之，腸蠕動功能減退者，則可促進其蠕動恢復正常。這說明刮痧可以改善和調整臟腑功能，使臟腑氣血陰陽得到平衡。

現代醫學理論

西方醫學中無刮痧療法，但根據物理治療角度來看，有以下的論證。

一、刮痧促進血液和淋巴液循環，使肌肉和末稍神經得到充分營養，促進全身的新陳代謝。

二、對呼吸循環中樞具有鎮靜作用。

三、痧直接刺激末梢神經，能調節神經、內分泌系統，對細胞免疫力具有增強作用，可增進人體免疫機能。

第二章　刮痧工具

刮痧板

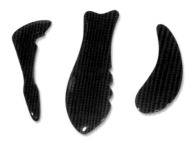

　　刮痧板是刮痧保健的主要工具，在人體大部份部位（經絡）上使用。過去以茶瓷杯、碗、湯勺、銅錢爲刮痧工具，用麻油、水、酒當作潤滑劑，如今生活水準提高，有刮痧板問世。一般只要是弧形，適合手握，邊緣光滑圓潤的器具，大多可使用。若以金屬類物質爲材質做的刮痧板，要考慮導電、靜電及氧化作用，例如金屬銅易氧化，滲透到皮膚會使皮膚顏色變黑，切勿使用。本書選用天然水牛角爲說明，它對人體肌肉表面不會產生不良反應。而且水牛角本身是一種中藥，水牛角味辛、鹹、寒，辛味具有發散行氣、活血和潤養作用；鹹味能軟堅散結；寒味能清熱解毒；所以水牛角具有清熱解毒、涼血、定驚等功效。

　　刮痧板包括厚面、薄面和稜角。大多使用厚面刮拭，而關節附近的穴位和需用點按穴位時多用稜角刮拭。此外刮痧板一側還有兩曲線凹口，對手指、腳趾、脊柱等凸面部位可進行刮拭。

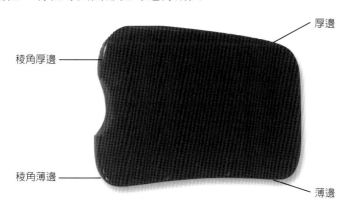

稜角厚邊

稜角薄邊

厚邊

薄邊

家中若沒有刮痧板，可用木梳背、小銅勺柄、鈕扣、飾玉墜或玉手鐲替代。常見有人以十元硬幣或湯匙刮痧，雖然方便，但不適宜。錢幣容易生鏽，在皮膚上用力刮擦，恐因此感染病毒或細菌而引發其他疾病；湯匙或其他瓷器若破損或有缺口、裂痕，則會導致被刮者受傷。故不鼓勵以硬幣或湯匙進行刮痧，不得已必須使用時，應先用酒精予以消毒。 如果出門在外，突然覺得不舒服，身上又沒有刮痧板可刮痧，可就地取材，例如：邊緣光滑，便於持握之石塊，如鵝卵石或徒手屈指為之。

小兒刮痧的注意事項：

清潔：以清水或肥皂水清洗後，馬上拭乾。

保養：可用酒精消毒刮痧板表面。

　　　若刮痧板邊緣出現裂痕、缺口，應用細砂紙輕輕磨平，保持光滑。

收藏：保養刮痧板可防止刮痧板有裂口、彎曲、污染等。刮痧板不可長期曝露在陽光下，否則容易出現斷裂等現象。因此，應將刮痧板放置陰涼處，必要時在刮痧板上塗一層食用油或潤膚油，收在密封袋裡。

刮痧介質

過去以水當作刮痧之潤滑劑，其主要功能為潤滑，減輕刮痧時的阻力，避免皮膚擦傷。諸如白花油、萬金油、驅風油、潤膚液、凡士林、天然植物油、芳香油等，都是很好的刮痧潤滑劑。亦可在刮痧前塗抹潤滑液，如水、綠油精、萬金油、嬰兒油等，或使用含紅花、川芎、當歸等配方的刮痧膏。

第三章　刮痧注意事項與禁忌

注意事項：

事前確認

1. 確認是否符合刮痧的適應症。
2. 確認須刮拭的部位之經絡與腧穴。
3. 選用所需的刮拭法。
4. 檢查刮痧板是否已清潔、消毒；施術者指甲要剪平，治療前後雙手也要清洗乾淨。
5. 不能乾刮，事先準備濕劑。
6. 保持室內空氣流通，如在天氣轉涼或天冷時刮痧，要注意避免著涼。

進行時注意

1. 在幫人刮痧時，最好在刮拭的過程中經常詢問及觀察患者情況，如有不適，最好馬上停止刮拭，讓患者喝些溫開水，坐下或平臥休息。
2. 掌握力道輕重，手法要正確，由上而下順刮，並時時補充潤膚油或水，保持潤滑，以免刮傷皮膚。
3. 痧的條數多少，應視具體情況而定，一般每處刮二至四條，每條長約五至十公分即可。

事後處理

1. 免受風寒侵襲，須待毛孔閉合恢復原狀後〈約二小時〉才可入浴，不可洗冷水澡。

2. 不宜發怒、煩躁或憂思焦慮，應保持情緒平靜。

3. 飲用一杯溫開水，促進氣血循環，以利代謝物從尿液中排出。

刮痧時間

用重刮、速度較快、治療時間長，部位較深，對皮膚肌肉組織有抑制作用的「瀉法」，或介於補法與瀉法之間的「平補平瀉法」刮痧，每個部位一般刮拭時間為三至五分鐘內。

用輕刮、速度較慢者、治療時間短，部位淺，對皮膚、肌肉、細胞有興奮作用的「補法」刮痧，每個部位刮拭時間為五至十分鐘。

通常一個患者選三至五個部位為宜。刮痧後皮膚表面出現鮮紅色、暗紅色、紫色、青黑色現象，稱為「出痧」，對一些體質不容易出痧、出痧較少的人，不可強求出痧。此外應根據被刮拭者的年齡、體質及處理部位，隨機掌握刮拭時間，一切以自我感覺滿意、舒服為原則。

刮痧次數

前一次刮痧部位之痧斑未褪之前，不宜在原處再刮一次，需間隔三至六天，以皮膚上痧褪去為標準。

禁忌事項：

1. 刮痧會刺激交感神經，故體質較弱或敏感的人，刮痧容易造成臉色發白，全身冒汗，甚至休克，所以要特別小心。

2. 飯前、飯後半小時內禁止刮痧，以免消化不良。

3. 有出血傾向或凝血障礙、血友病、糖尿病患者因為皮膚抵抗力低，血管較脆弱，禁刮。

4. 婦女行經期或妊娠期，不要隨意刮痧，以免經期紊亂，或造成早產、流產。

5. 酒後、過飽、過飢、大渴、過勞者禁刮，以免出現暈刮現象。

6. 禁止在眼睛、耳孔、鼻孔、舌、口唇、乳房、肚臍處刮痧。

7. 中午十二點為血液循環最旺盛的時刻，此時不宜刮痧，以免促使血液運行太快。上午十一點至下一點（午時）按中醫氣血循環理論是多氣多血之時，故此時施行中醫外治法易引起出血及疼痛，宜避免之。

8. 青春痘、惡性腫瘤、瘡瘍、皮膚潰爛、骨折及受傷部位，禁刮。

9. 大血管分布處，頸總動脈（人迎穴）禁刮，以免大出血；頸部腋下、腰際有淋巴散佈，刮痧時手法宜鬆，以免引起淋巴回流障礙。

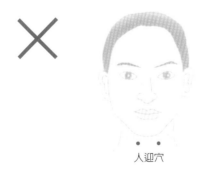

人迎穴

▲頸總動脈人迎穴禁刮，以免大出血
　人迎穴在足陽明經上，兩旁皆有，
　故有二穴。

第四章　刮痧手法

運板要領

1. 手握住刮痧板，刮板的底部橫邊握於手心，大拇指及另外四個手指分別放在兩側。

2. 力道均勻柔和、持久有力、一氣呵成，有節奏地朝一個方向進行刮拭，讓被刮拭者有酸、脹、痛的感覺，不只有表皮的疼痛。刮痧最忌不使力，在皮膚表面摩擦，這種刮法，不但沒有效果，還會因反覆的摩擦，造成表皮水腫。

3. 刮拭時持續詢問被刮者是否有疼痛感，藉以調整力道。

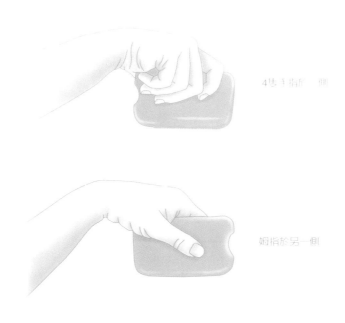

4個手指於一側

姆指於另一側

▲持板方法

刮拭方向

　　頸、背、腹、上肢、下肢：皆從上往下刮拭；胸部處由內向外刮拭。要朝同一方向刮拭，不可來回刮，痧出現紫色即停止。刮完一個部位再刮另一部位。

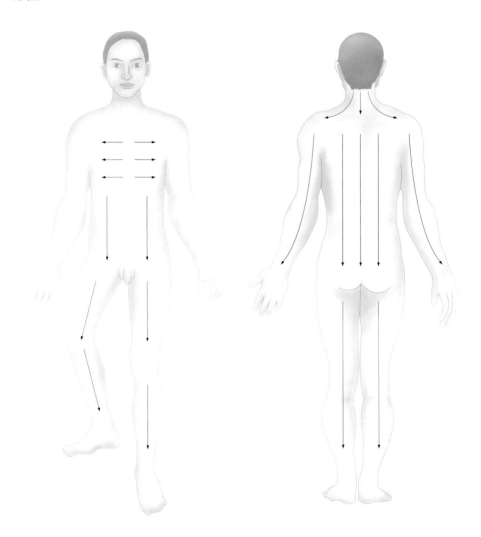

刮拭角度

讓刮痧板與皮膚呈四十五到九十度角，單方向刮。力道由輕漸重則不致受傷。一次大約刮五至十公分即可，刮到顏色不再變化，就可停止。 刮痧角度必需保持在四十五度至九十度之間。刮拭角度若大於九十度，所刮之處受力不均；小於四十五度，減少刮力，對穴區帶刺激強度不足，滲透不到肌膚深層，而刮痧法必須具有一定的刺激強度，方可奏效。

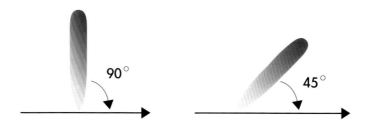

力道

「虛者補之，實者瀉之」是中醫治療的基本原則之 一，「補」和「瀉」是 兩種作用相反的方式，但又相互關聯。刮痧保健法的補瀉作用，取決於力道的輕重、速度的快慢及刮痧時間的長短等因素，可使機體功能興奮或抑制，從而達到補瀉作用。

補法、瀉法、平補平瀉手法區分表

	力道	速度
補法	輕	慢
瀉法	重	快
	適中	適中
平補平瀉手法	輕	快
	重	慢

刮拭手法

一、面刮法

　　刮拭時，用刮板的三分之一邊緣接觸皮膚，刮板向刮拭的方向傾斜四十五度，用腕力多次向同一方向刮，有一定的長度，適用於身體有大片面積如背部等較平坦部位。

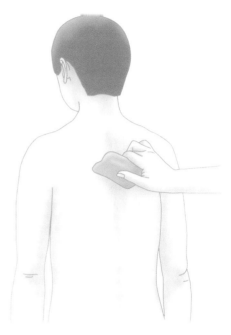

▲面刮法

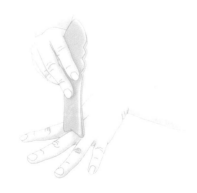

▲角刮法

二、角刮法

　　用刮板角部，在穴位上刮，刮板面與皮膚呈四十五度，適用肩部與手足小關節穴位。

三、點按法

　　刮板角與穴位呈垂直的九十度，由輕到重，逐漸加力，適用於體表穴位明顯處、關節部位、肌肉豐滿處，用刮板稜角點按刮拭。

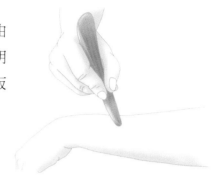

▲點按法

何謂撮痧、放痧、點揉、挑痧

一、撮痧：施術者用食、中指或拇、食指相對用力，抓拿擰捏病人體表一定部位之皮膚（如鉗狀），至擰出痧痕為止。

二、放痧：用消毒之三稜針，刺破體表之痧點痧斑，放出微量至少量血液之方法。（放痧為醫療行為，不建議DIY）

三、點揉：用手指螺紋面，大魚際、掌根等部位，在其體表其一穴位作輕柔緩和的環旋轉動，是點壓與指揉的複合手法。

四、挑痧：使用消毒之三稜針或縫衣針，通過針挑刺病人體表，並於皮下擠出點滴紫暗瘀血。（挑痧為醫療行為，不建議DIY）

體位選擇

　　進行刮痧時，除了刮拭者應掌握一定的方法外，被刮痧者也應採取正確體位姿勢，而不同的刮拭部位也有不同的體位姿勢，最重要的是以舒適感為主，不要一邊刮拭一邊換姿勢。選擇可持久又舒服的體位，是很重要的。

　　一般採用的體位有以下幾種：

一、俯伏坐位：適用於頭部、頸、背、上
　　肢外側、下肢外側。

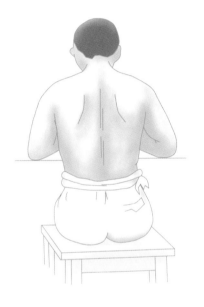

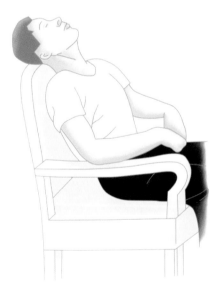

二、仰靠坐位：適用於前頭部、面部、
　　胸、腹、上肢內側、下肢內側與前
　　側。

三、俯臥位：適用於頭部、肩背部、腰骶、下肢後側。

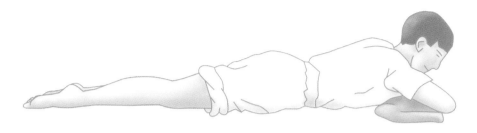

四、側臥位：適用於背、胸肋、腰髖、下肢外部。

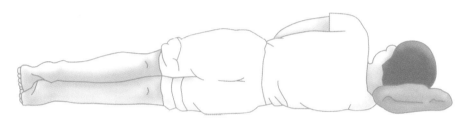

五、仰臥位：適用於頭部、面部、胸腹、上肢內側、下肢前側。

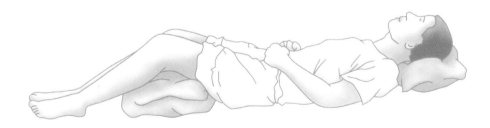

　　刮痧部位須先暴露皮膚，再將潤膚油塗抹上去，刮拭的順序為頭、頸、背、胸、腹部、上肢、下肢，刮完一個部位再刮另一部位。

刮痧後反應

　　出痧是一種正常刮痧治療效應，一般五至七天後即可消退，不需做特殊處理。胸背部的痧、上肢的痧、顏色淺的痧及皮膚表面的痧消退得較快；下肢、腹部、顏色深的痧消退較慢。陰經所出的痧較陽經所出的痧消退得慢，一般延至兩星期左右消退。

第五章　人體各部位的刮痧方法及順序

一、頭部

預防保健病症

　　具有改善頭部血液循環，疏通全身陽氣等作用，可預防腦栓塞、神經衰弱、頭痛、高血壓、暈眩、記憶力衰退、感冒、脫髮……等。

注意事項

1. 頭部刮痧不須塗抹潤膚油。
2. 手法採用刮法之平補平瀉或補法爲主，刮痧者一手扶著被刮痧者的頭部，以保持頭部穩定。

操作程序

1. 刮拭頭部兩側，從頭部兩側太陽穴開始至風池穴，經過穴位爲頭維穴，頷厭穴等。

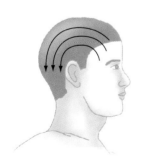
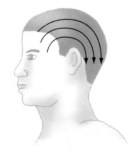

2.刮拭前頭部，從百會穴經顖會穴、前頂穴、通天穴、上星穴至頭臨泣穴。

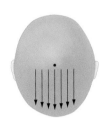
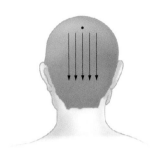

3.刮拭後頭部，從百會穴經後頂穴、腦戶穴、風府穴至啞門穴。

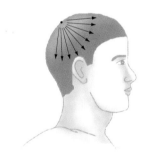
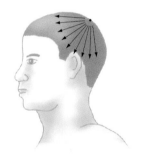

4. 刮拭全頭部，從百會穴爲中心，呈放射狀向全頭髮際處刮拭，經過全頭穴
　　位和運動區、語言區、感覺區等。

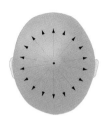
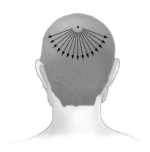

二、面部

預防保健病症

　　養顏美容的功效，如眼病、鼻病、耳病、面癱（面神經麻痺、口眼歪斜）、雀斑……等。

注意事項

1. 面部出痧影響美觀，故以疏通經絡，促進氣血循環為目的，因此力道要輕柔，以不出痧為度。
2. 不須塗抹潤膚油，若需濕潤可用溫水濕潤臉部皮膚。
3. 宜用補法，禁用瀉法。
4. 宜用刮痧板厚邊刮拭，不損傷皮膚。
5. 面部穴位如印堂、攢竹、魚腰、絲竹空、承泣、聽宮、頰車等均可用刮板厚稜角進行點按手法，以局部酸脹為度。

操作程序

1. 刮拭前額部，從前額正中線分開，經魚腰穴、絲竹空穴等。
2. 刮拭兩顴部，由內側經承泣穴、四白穴、下關穴、聽宮穴、耳門穴等。
3. 刮拭下頜部，以承漿穴為中心，經地倉穴、大迎穴、頰車穴等。

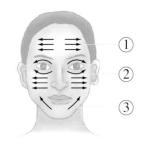

三、頸部

預防保健病症

　　頸部有六條陽經通過，其中精髓直接通過督脈灌輸至腦，頸部是必經之路，可治療感冒、頭痛、咽炎等。

注意事項

1. 在頸部正中線刮痧時，尤其在第七頸椎大椎穴處，力道要輕，以補法為宜。
2. 刮頸部兩側到肩時，中途不得停頓。從頸部到肩上肌肉，力道可稍重，一般用瀉法較多。

操作程序

1. 督脈頸項部份，從瘂門穴刮到大椎穴。
2. 頸部兩側到肩，從風池穴開始到肩井穴、巨骨穴至肩髃穴。

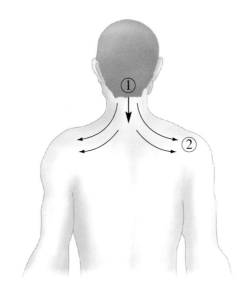

四、背部

預防保健病症

　　可以預防保健全身五臟六腑所引發的病症，如刮拭大腸俞可預防腸鳴、泄瀉、便秘、脫肛、痢疾、腸痛等。

注意事項

1. 背部由上向下刮拭，一般先刮後背正中線的督脈，再刮兩側的膀胱經脈和夾脊穴，力道應輕柔，以免傷及脊椎。
2. 背部兩側刮拭，可視被刮痧者的體質選用補瀉手法，用力均勻，中間不要停頓。

操作程序

1. 背部的刮痧包含胸椎、腰椎和骶椎部。背部正中線（督脈胸椎、腰椎和骶椎循行部分），從大椎穴至長強穴上。
2. 背部兩側（包含胸椎、腰椎和骶椎兩側），主要刮拭脊椎旁開一寸半和三寸的位置，即背部足太陽膀胱經循行的路線。

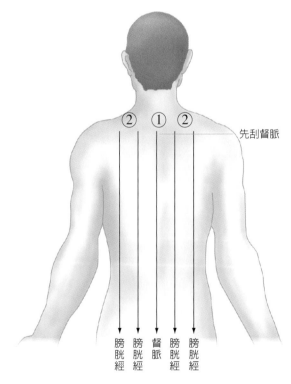

② ① ②

先刮督脈

膀胱經　膀胱經　督脈　膀胱經　膀胱經

五、胸部

預防保健病症

　　胸部有心、肺二臟，刮拭胸部主治心、肺疾患。可預防支氣管哮喘、婦女乳腺炎、乳腺癌等。

注意事項

1. 經胸部正中線時力道要輕。
2. 胸部兩側採用平補平瀉或補法，對胸部肌肉削瘦者，可用刮痧板稜角沿兩肋間際刮拭。
3. 禁刮乳頭。
4. 膻中穴需用刮痧板厚稜角點按。

操作程序

1. 刮拭胸部正中線，從天突穴經膻中穴向下刮至鳩尾穴，用刮板角部自上而下刮拭。
2. 刮拭胸部兩側，由內向外刮、先左後右，用刮板整個邊緣由內向外沿肋骨走向刮拭，中府穴處宜用刮板角部從上向下刮拭。

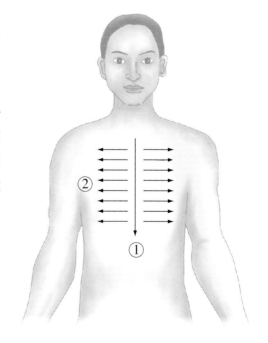

六、腹部

預防保健病症

　　腹部有肝、膽、脾、胃、膀胱、腎、大腸、小腸等臟腑，故可預防慢性肝炎、胃痛、消化不良、便秘、月經不順、更年期綜合症等。

注意事項

1. 空腹或飯後半小時內，禁止在腹部刮拭。
2. 臍中〈神闕穴〉不可刮痧。

操作程序

1. 刮拭腹部正中線，從鳩尾穴經中脘穴、關元穴刮至曲骨穴。
2. 刮拭腹部兩側，從幽門穴刮至日月穴。

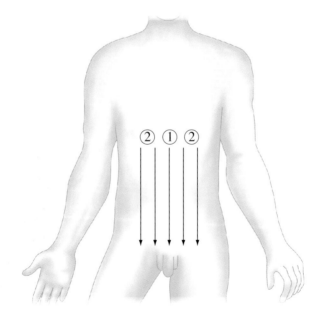

七、四肢

預防保健病症

　　可預防全身病症，如手少陰心經主治心臟病症；足陽明胃經主治消化系統病症；四肢肘膝以下之五兪穴主治全身疾病。

注意事項

1. 刮拭四肢時，遇到關節部位不可強力刮拭。
2. 下肢靜脈曲張、水腫者，須由下往上以厚邊刮拭。

操作程序

1. 刮拭上肢內側，由上向下刮，尺澤穴可用力刮拭。
2. 刮拭上肢外側，由上向下刮，在肘關節處可作停頓，或分段刮至外關穴。

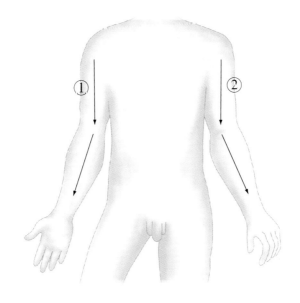

3. 刮拭下肢內側，從上向下刮，經承扶穴至委中穴，由委中穴至跗陽穴，委中穴可重刮。

4. 刮拭下肢外側，從上向下刮，從環跳穴至膝陽關穴，由陽陵泉穴至懸鐘穴。

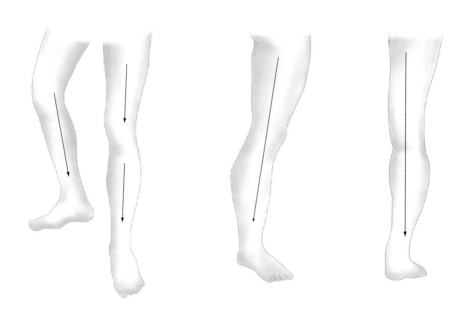

八、關節

預防保健病症

　　主治膝關節的病變，如風濕性關節炎、膝關節韌帶損傷、肌腱勞損等，另外對腰背部、胃腸疾病有一定的作用。

注意事項

1. 膝關節內積水患者，不宜局部刮拭。
2. 年老體弱、肌肉萎縮者宜用補法。
3. 關節結構複雜，刮痧時宜以刮痧板稜角應用點、按、推手法，膝關節後部腘窩處可用拍法，方不致損傷關節。
4. 膝關節後方及下端用刮法時易起痧疱，宜輕刮。遇靜脈曲張可改變方向，由下向上刮。

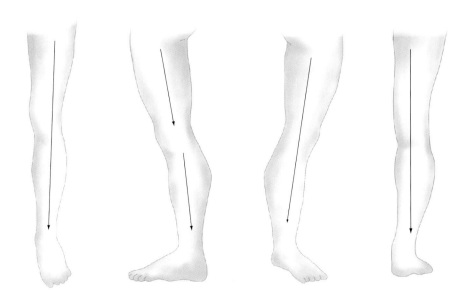

第六章　各種適應症

中暑

中暑是最普遍常見的病症。

處理方式：

1. 發現快中暑時，儘快補充水分、適度散熱，能減緩不適。當身體出現流汗多、手腳冰冷、沒有食慾、口乾舌燥、站不穩、容易疲累等症狀，就表示快中暑了：要盡快離開悶熱的環境、多補充水分、讓身體自然散熱，就能避免更嚴重的中暑症狀。

2. 如果已經有中暑的症狀，但意識清楚，先到陰涼處躺下、將頭部放低，並鬆開衣服，輕鬆呼吸，緊接著補充水分或運動飲料，並以冷毛巾或酒精擦拭身體，幫助散熱降溫。

3. 快昏倒或意識不清，甚至昏迷時，必須立即送醫，但在送醫途中記得仍要持續進行散熱降溫的動作。

刮痧處理方式：

① 採坐姿或俯臥、刮風府、啞門、大椎之縱向穴區帶。

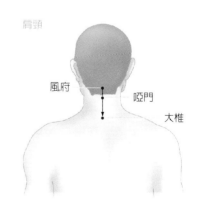

肩頸

風府　啞門　大椎

②刮背部脊兩旁太陽膀胱
　經穴區。

背部

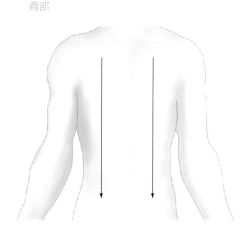

③刮手部曲澤、內關穴區。

手部內側

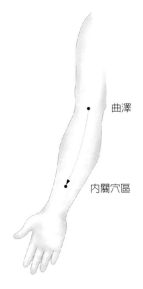

曲澤

內關穴區

臉部

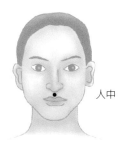

人中

▲昏迷者　指壓人中。

④刮足部委中穴區，並點揉湧泉、百會。

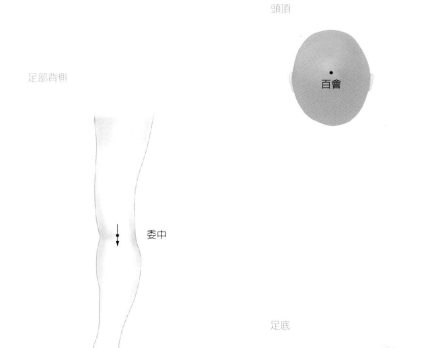

頭頂

百會

足部背側

委中

足底

湧泉

疲勞

預防方式：

睡眠充足、隨時隨地活動、保持頭腦清新狀態。

刮痧方式：

① 採俯伏坐位，刮督脈的大椎穴區帶。
② 後腦的風池區帶，斜刮至肩部之肩井穴區帶
③ 加刮天柱穴區帶。

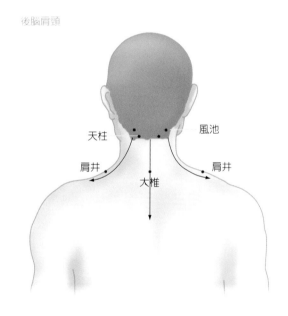

暈車、暈船

預防方式：

1. 搭乘任何長途的交通工具的前一天晚上，要充分睡眠。

2. 搭乘交通工具前或中，不要飲用過量的酒精飲料，也避免過飽或過飢。

3. 乘車、搭飛機、坐船前三十分鐘，先服用暈車藥。

4. 行進期間，不要直視近物，一旦發現不舒服，立即閉上眼睛休息，以減緩
   症狀。

刮痧方式：

① 採俯伏坐位：頭頸肩一百會區帶、後腦頸部天柱穴帶。

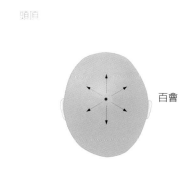

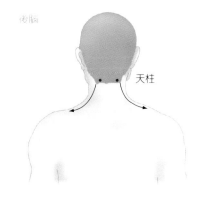

② 刮手指刮第四、五指縫間的液門
　穴區帶。

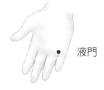

③ 刮足部第二趾甲外側的厲兌穴區
　帶。

慢性功能性頭痛－無癌症病變业反覆發作

　　長期有偏頭痛症狀，應予以治療，刮痧適用於偶發性的偏頭痛。

預防方式：

　　盡量放鬆、適度運動及休息，少吃辛辣刺激食物。

刮痧方式：

① 採坐姿，百會穴區為中心，向前
　　刮至前頂，向後刮至後頂。

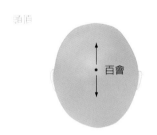

② 大椎穴斜刮至大杼穴經膏肓穴直
　　刮下神堂穴縱向帶。

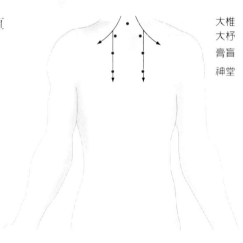

可視病況在印堂撮痧或印堂、太陽穴放痧。

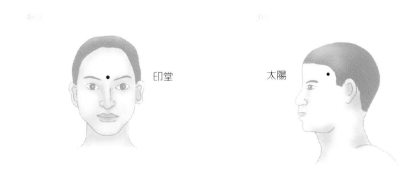

偏頭痛者：可點揉翳風、頭維、率谷穴。

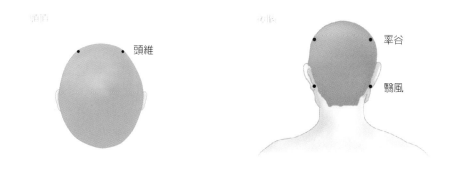

外感風寒者：刮手三里、合谷、列缺穴區帶。

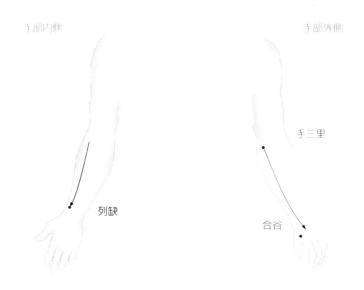

外感風熱者：加刮曲池、外關穴區帶。

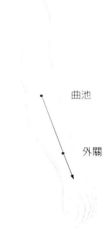

肝陽上亢者：

① 刮太沖及俠溪穴區帶。

足部下肢

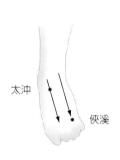

太沖

俠溪

② 採俯臥，刮肝、膽俞穴區。

背部

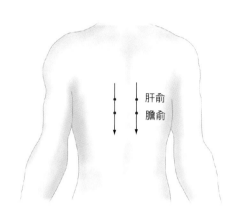

肝俞

膽俞

經行或經前頭痛者：

① 刮上星至百會穴區。

頭頂

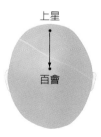

上星

百會

② 刮中極穴區。

前胸部

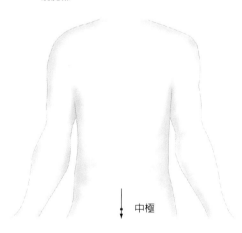

中極

③點揉合谷、足三里、三陰交及太沖。

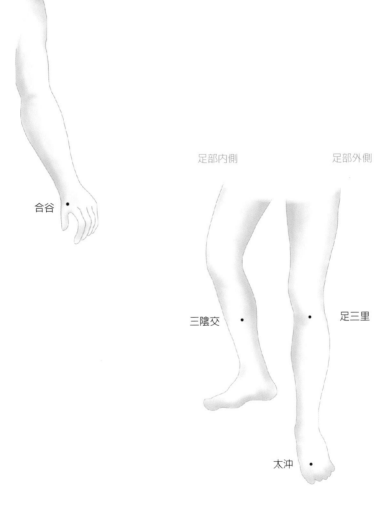

手部外側

合谷

足部內側　　　　　足部外側

三陰交

足三里

太沖

感冒

處理方式：

感冒屬於病毒感染造成的疾病，每個季節的病毒都有所不同。

嚴重者須就醫；輕微者則適用刮痧。

刮痧方式：

採坐姿或俯臥。

風寒感冒者—以薑汁當刮痧介質。

① 後腦風池穴斜刮肩胛穴區帶。

② 大椎斜刮至大杼及風門肺俞穴區帶。

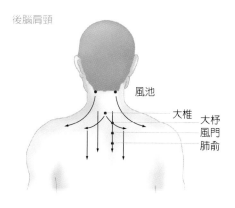

③ 刮前胸中府穴區及中脘、足三里穴區。

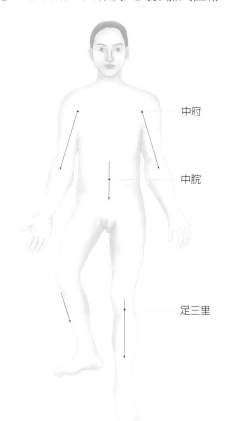

風熱感冒者—以薄荷汁當介質。

①刮手部陽面的曲池至陰面的尺澤。　②點揉外關、合谷。

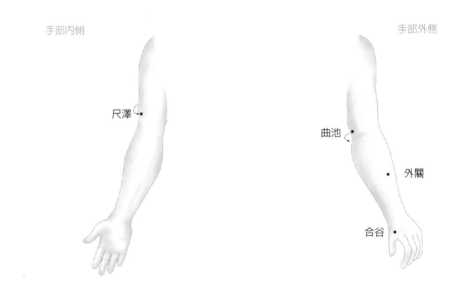

手部內側

尺澤

手部外側

曲池

外關

合谷

③可在大椎、少商穴放痧。

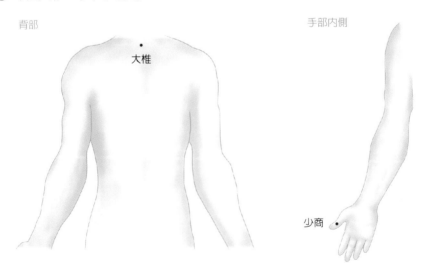

背部

大椎

手部內側

少商

暑濕型感冒者—以藿香正氣水當刮痧潤滑劑。（註：藿香正氣散製成之水性潤濕劑）

①以平補平瀉手法，刮胸部膻中及中脘穴區帶。

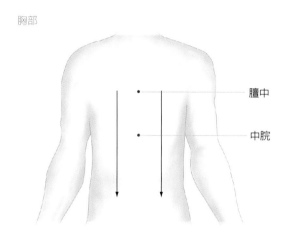

胸部

膻中

中脘

②刮孔最穴區。

手部內側

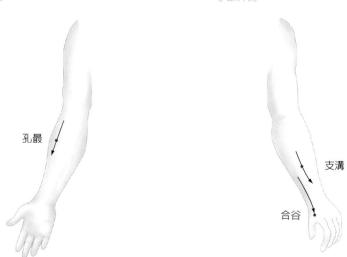

孔最

③刮支溝、合谷穴區。

手部外側

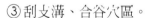

支溝

合谷

⑷刮足三里、陰陵泉穴區。

足部

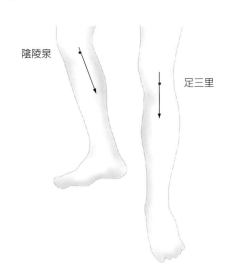

陰陵泉

足三里

鼻塞者—加刮迎香穴區。

臉部

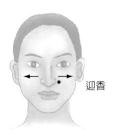

迎香

頭痛者—加刮太陽穴區。

頭部

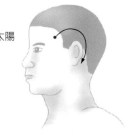

太陽

過敏性鼻炎

　　過敏性鼻炎者，平時就要多加運動，以增強抵抗力，並戒煙酒。

注意事項：

　　幼兒及老年人或體弱患者，要以手護持頭頸部，以免傷及脊椎背突。

刮痧方式：

① 採坐姿，先刮印堂穴區，再刮迎
　 香、禾髎穴區。

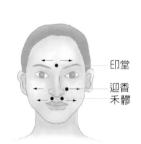

臉部

印堂
迎香
禾髎

② 刮背部肺俞、脾俞及腎俞區帶。

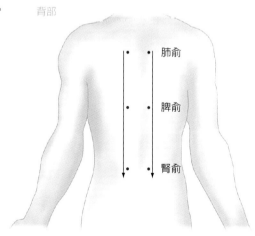

背部

肺俞
脾俞
腎俞

③-1 頭部以百會爲中心,向前刮至前髮際。

頭頂

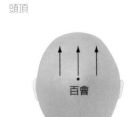

百會

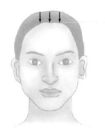

刮至髮際

③-2 向後刮至枕骨粗隆下。

③-3 向左右各刮至兩耳尖,後髮際中線,下至身柱穴區。

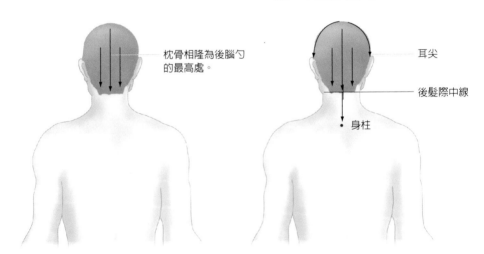

枕骨相隆爲後腦勺的最高處。

耳尖

後髮際中線

身柱

③-4 刮頭部二側風池穴斜刮至肩井、
　　 肩髃穴曲帶。

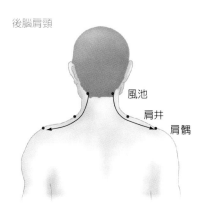

後腦肩頸

風池
肩井
肩髃

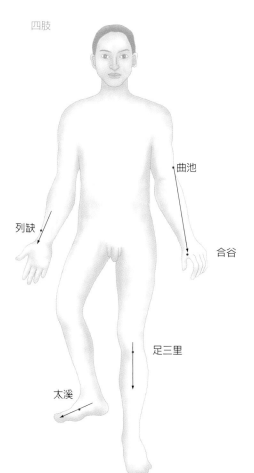

四肢

曲池
列缺
合谷
足三里
太溪

欲提高免疫力的人，可加刮曲
池、合谷、足三里、列缺、太溪
穴區。

慢性咽喉炎

若長期喉嚨不適，有可能是慢性病，須另行送醫治療。

本法只適用職業性造成或偶發性的聲音沙啞。

預防方式：

忌冰冷飲品，烤或炸之食物、煙酒、咖啡、濃茶等刺激性食物，另配合中藥調理。中藥保養：可用金銀花、麥門冬、膨大海等養陰清熱藥。

刮痧方式：

①採坐姿，刮背部風門、肺俞縱向穴區帶。

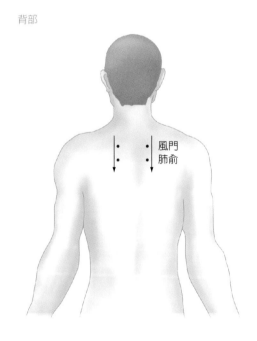

背部

風門
肺俞

②輕刮頸項部廉泉、天突及扶突穴
　區帶。

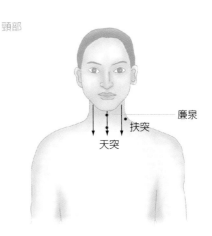

頸部

廉泉
扶突
天突

③刮前手臂內側的間使、
　通里穴區，配合外側的
　曲池、合谷穴區。

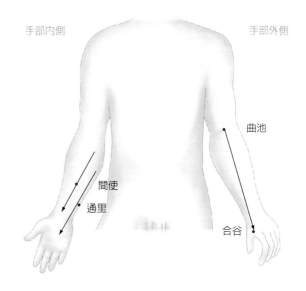

手部內側　　　　　　　　　手部外側

曲池
間使
通里
合谷

胃熱者—用瀉法刮豐隆、內庭穴區帶。

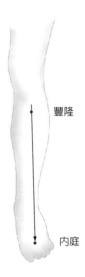

虛熱者—用補法刮太溪、照海穴區帶。

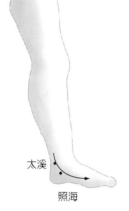

聲嘶者—加刮列缺穴區。

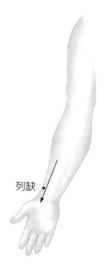

鎮咳祛痰

處理方式：

　　需辨明咳嗽之因，若是結核而引起，需服用由醫生開立處方藥物治療。

刮痧方式：

①採坐姿刮拭頭項部風池、肩井縱　　　②背部大椎、身柱、風門、肺俞、
　向穴區帶。　　　　　　　　　　　　　定喘縱向穴區帶並延肋隙由內向
　　　　　　　　　　　　　　　　　　　外輕刮之。

後頸部　　　　　　　　　　　　　　　背部

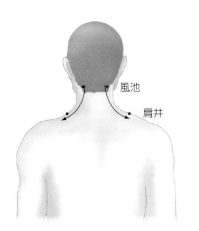

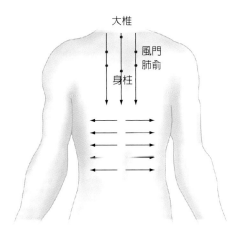

③胸部以天突穴為始點向兩側延鎖
　骨由內向外刮拭並延肋隙按生理
　弧度由內向外刮拭之。
④再刮任脈天突、膻中縱向穴區帶。

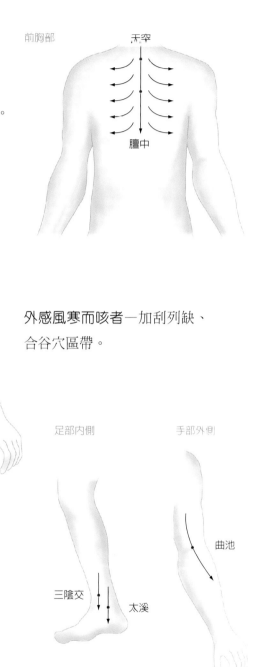

外感風寒而咳者—加刮列缺、
　合谷穴區帶。

外感燥熱者—加刮三陰交、太溪、
　曲池穴區。

痰濕犯肺者－加刮中脘、陰陵泉、豐隆及脾俞、胃俞穴區。

前胸部

足部

背部

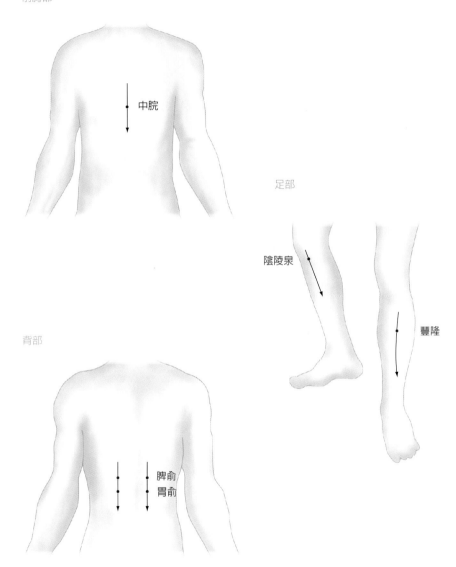

中脘

陰陵泉

豐隆

脾俞
胃俞

肝火犯肺者－加刮陽陵泉、行間、肝膽兪穴區。

足部

背部

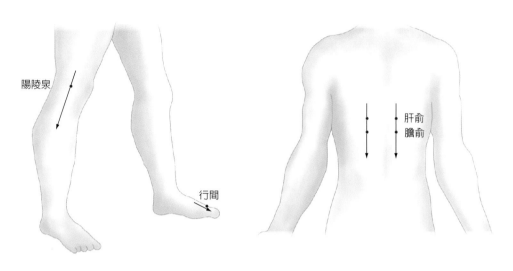

肺陰不足者－以補法加刮太淵、照海穴區。

手部內側

足部內側

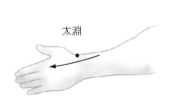

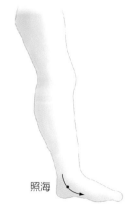

氣喘保健

處理方式：

　　氣喘者須完全配合醫師指示，平日要鍛練身體增強抵抗力，避免有過敏性及刺激性食物及過敏源。刮痧僅提供保健功能。

刮痧方式：

① 採坐姿，先刮後頸部督脈之風府、啞門縱向穴區帶及由風池斜刮至肩井、肩髃的兩側縱向帶。

② 背部諸肋間隙，按自然生理弧度由內向外刮拭，手法宜輕，以免傷骨膜肌膚。

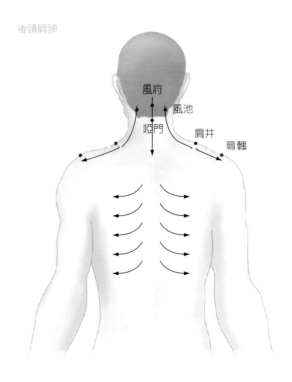

後頸肩頸

風府
風池
啞門
肩井
肩髃

③刮板點按天突穴輕柔爲度，由兩
　側鎖骨頭、胸骨上窩中央凹陷
　處，沿鎖骨邊緣向兩肩輕輕刮
　拭，再刮前胸中正線任脈，由胸
　骨柄至胸骨劍突、膻中穴區帶及
　其旁開兩側約0.8吋之縱向區
　帶。

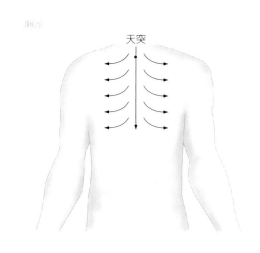

④刮手部尺澤、內關、魚際穴區
　帶。

⑤刮足部足三里及豐隆穴區帶。

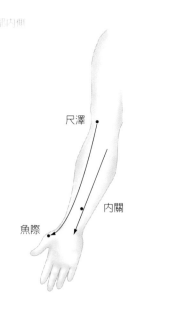

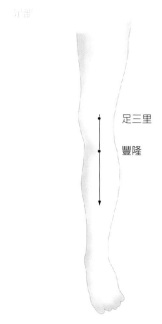

氣喘發作期—在大椎、定喘俞穴區加強之，並輕刮天突、膻中、中府穴區，
及尺澤穴區帶。

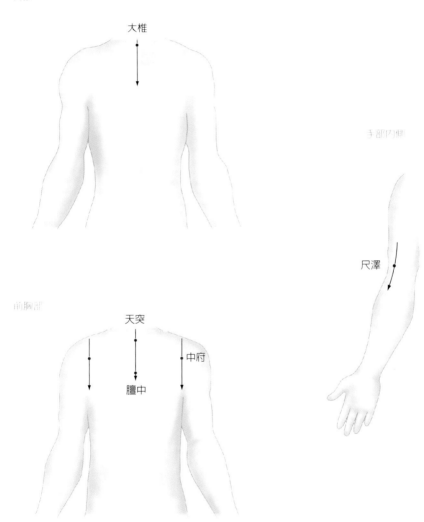

氣喘緩解期—刮拭風門、定喘、肺俞、腎俞、志室及腰部穴區帶，手前臂之太淵穴區帶，及足部的足三里穴區帶。

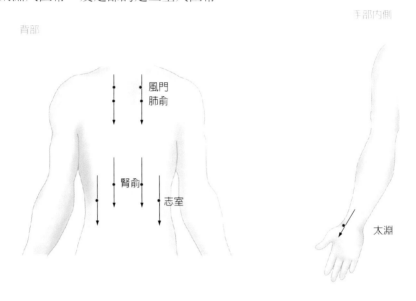

背部

風門
肺俞

腎俞

志室

手部內側

太淵

足部

足三里

肺虛證者—加刮魄戶、脾俞穴區。

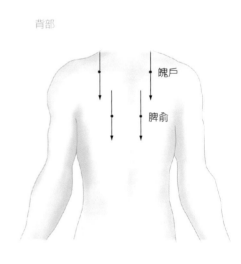

背部

魄戶

脾俞

脾虛者一則以補法加刮脾俞、胃俞、中脘、足三里、陰陵泉穴區。

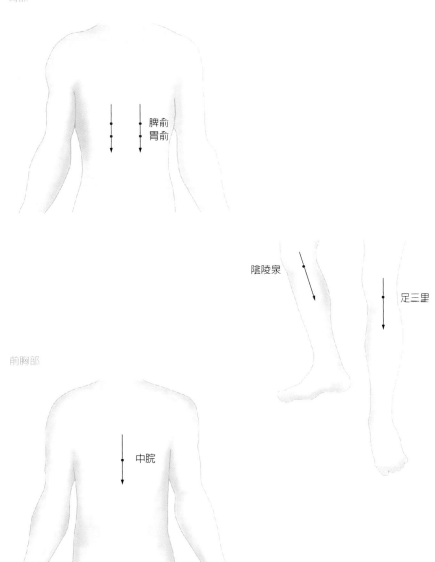

背部

脾俞
胃俞

陰陵泉

足三里

前胸部

中脘

痰熱阻肺者——

①宜刮雲門、孔最穴區。

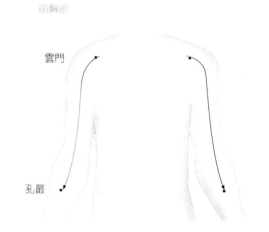

前胸部

雲門

孔最

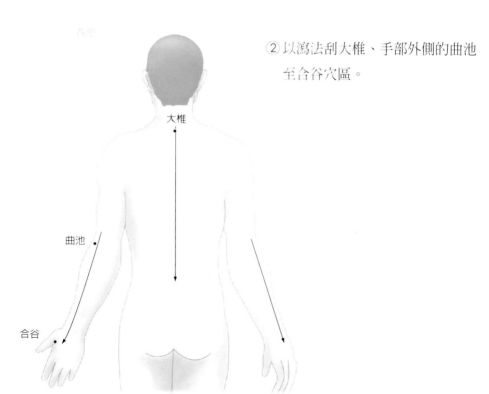

②以瀉法刮大椎、手部外側的曲池
至合谷穴區。

大椎

曲池

合谷

外寒內飲者—宜取風池、大椎、外關、尺澤、陰陵泉穴區。

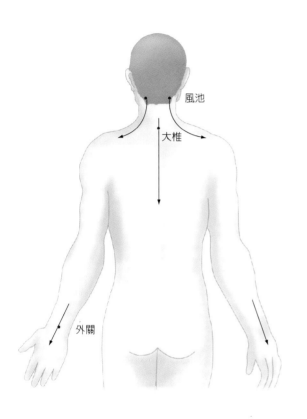

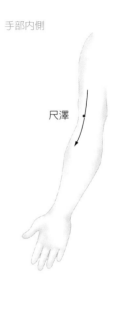

手部內側

尺澤

足部

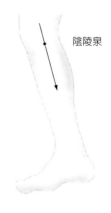

陰陵泉

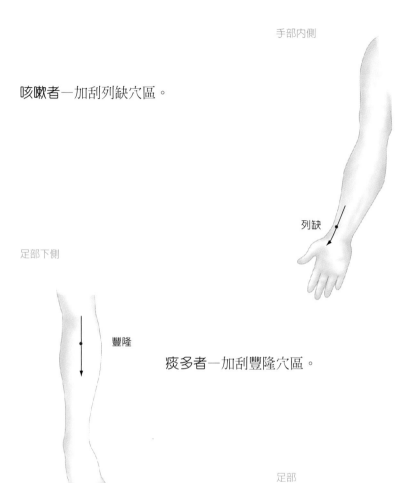

手部內側

列缺

咳嗽者─加刮列缺穴區。

足部下側

豐隆

痰多者─加刮豐隆穴區。

足部

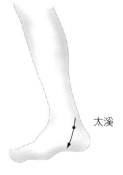

太溪

陰不足者─加刮太溪穴區。

陽不足者－加刮氣海俞穴區。

(註：氣海俞在膀胱經有二穴（背），氣海在任脈僅一（前）且在肚臍下1.5寸。

背部

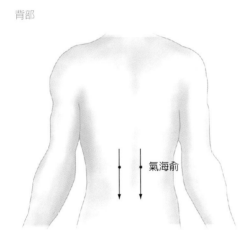

氣海俞

便秘

預防方式：

1. 多吃新鮮蔬果、少吃油炸、辛辣食物。

2. 適度運動。

3. 養成每日排便的習慣。

刮痧方式：

① 採俯臥，刮拭大腸俞、小腸俞、次髎穴區帶。

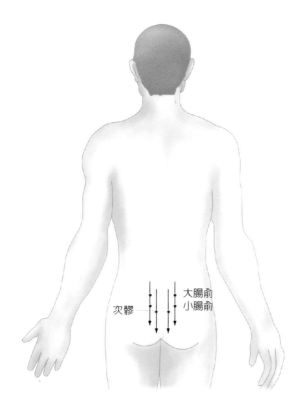

②採仰臥，輕刮天樞、腹結、關元穴區帶。

腹部

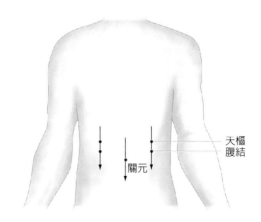

天樞
腹結

關元

③刮足部公孫、足三里穴區帶。　　　④刮手部支溝穴區。

足部　　　　　　　　　　　　　　　手部外側

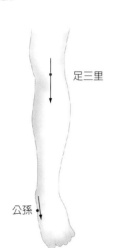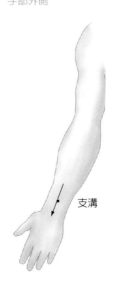

足三里

公孫

支溝

熱象者—加刮太沖、曲池穴區。

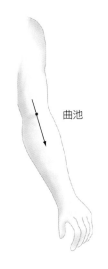

手部外側

曲池

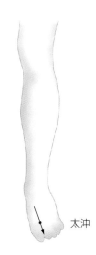

足部

太沖

血虛腸燥者—

① 刮三陰交、照海穴區。

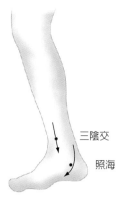

足部外側

三陰交

照海

② 以補法刮拭心俞、脾俞穴區。

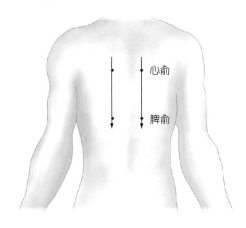

背部

心俞

脾俞

腸胃實熱者　刮足三里、豐隆、
內庭穴區帶。

足部

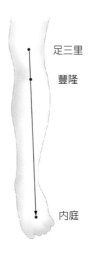

足三里

豐隆

內庭

前胸部

肝氣鬱滯者－刮期門穴區帶。

期門

急性腸胃炎

處理方式：

1. 注意脫水現象，尤其是小嬰兒、兒童和老年人。

2. 充份休息。

3. 症狀嚴重者，請立即送醫。

刮痧方式：

① 先刮內關、足三里、公孫穴區，均由上往下刮，並點揉按之。

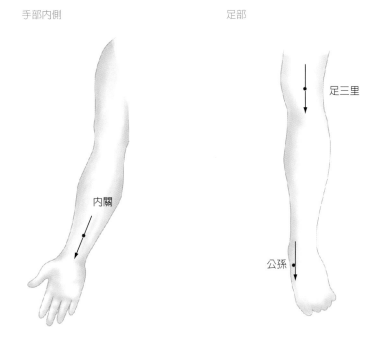

手部內側　　　　　　　　　　足部

足三里

內關

公孫

②探仰臥，從劍突開始由上往下
　刮，經上、中、下脘至神闕上之
　縱向帶，宜輕刮之。

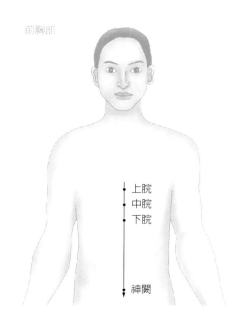

前胸部

上脘
中脘
下脘

神闕

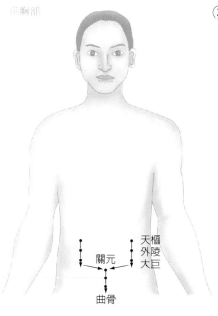

前胸部

③與其平行的足陽明胃經帶，再刮
　天樞、外陵、大巨穴區。由大巨
　穴區斜刮至關元穴，再由關元穴
　刮至中極、曲骨穴區。

天樞
外陵
大巨

關元

中極

曲骨

④採俯坐，刮大椎至筋縮的督脈帶，再由上至下刮其兩旁的華佗夾脊穴區，並刮與其平行，左右兩側的足太陽膀胱經帶，手法宜輕，以免傷脊椎，此外兩側肩胛骨間的橫向帶宜按自然生理弧度沿肋隙橫向來回刮拭。

背部

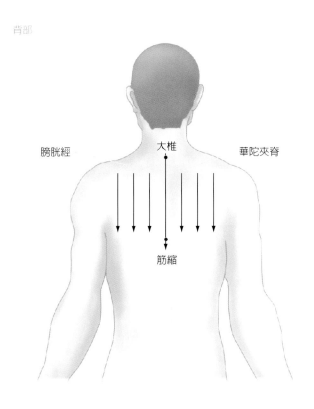

膀胱經　　大椎　　華陀夾脊

筋縮

失眠

處理方式：

　　養成規律的生活習慣，睡前避免情緒之波動起伏，勿服刺激性食物，若長期嚴重失眠，須就醫治療。

刮痧方式：

①採坐姿，以百會穴為中心，刮向前後左右四個方向。

②刮風府、啞門縱向穴區及與其平行的左右兩側縱向帶。

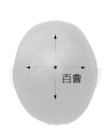

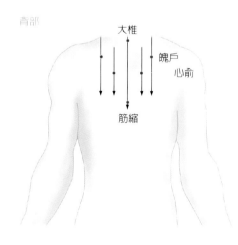

③刮大、筋縮穴位縱向帶及其平行的兩側縱向帶，含心俞、魄戶區。

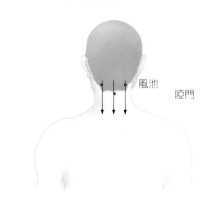

胃不和者－加刮中脘穴區及陰陵泉、豐隆穴區。

陰虛火旺者－加刮申脈穴區，可在足三里、三陰交、神門、內關穴區，並可在神門放痧。

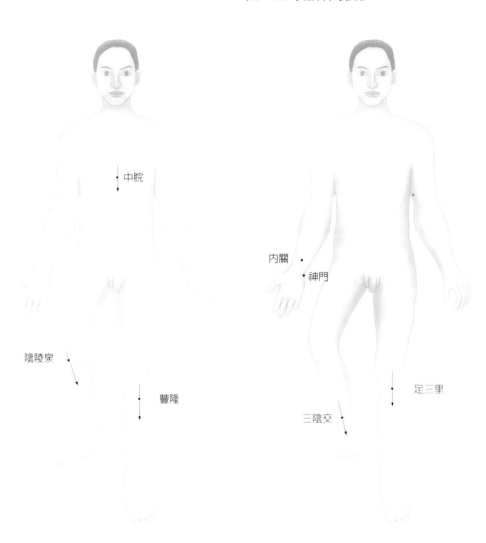

中脘

陰陵泉

豐隆

內關

神門

足三里

三陰交

經痛

處理方式：

　　經痛是大多數女性常見的困擾，緩解經痛有很多方式，除了依靠藥物，飲食、運動、睡眠及壓力的舒緩等，都是有幫助的。經期間不宜游泳、洗冷水浴、忌食生冷。

刮痧方式：

①採仰臥，輕刮氣海、關元、中極穴區。

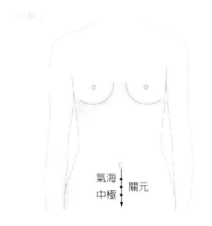

②採俯臥，刮腎俞、胞肓、次髎、膀胱俞穴區帶。

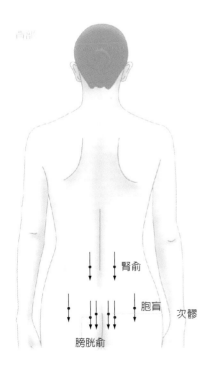

③刮足部內側血海、地機、
　三陰交穴區。

足部

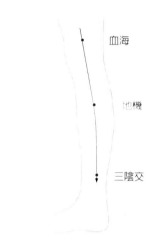

血海

地機

三陰交

④刮手部外側合谷及內側神門穴區。

手部外側　　　　　　手部內側

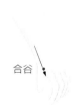

合谷

神門

虛證者─加刮命門、足三里穴區。

背部

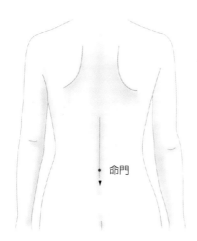

命門

足部

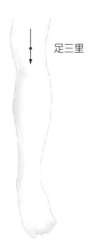

足三里

氣滯者─加刮期門、太沖穴區。

前胸部

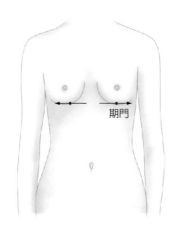

期門

足部

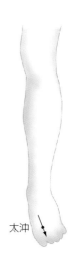

太沖

寒濕凝滯者─加刮水道、陰市穴區。

肝腎不足者─加刮太沖、太溪穴區。

前胸部

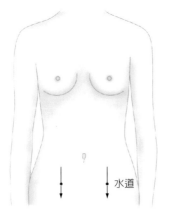

水道

足部

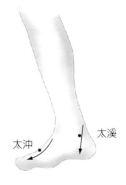

太沖　太溪

痛風

　　痛風是嘌呤代謝障礙引起血尿酸濃度過高，並沈積於關節、軟骨、腎臟而造成之病痛，好發於中年男子，痛風在中醫學屬痹症或歷節風的範圍。

刮痧方式：

①刮上脘、中脘、下脘、肩前帶、肩後帶。

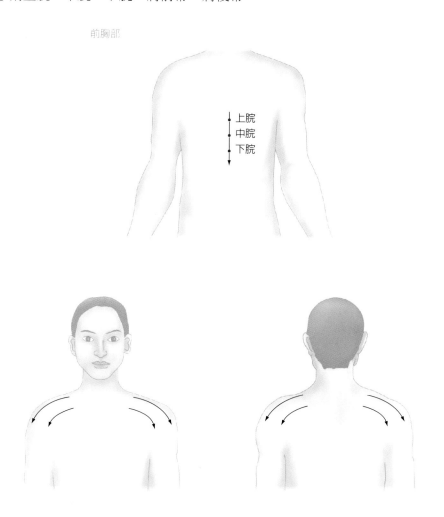

前胸部

上脘
中脘
下脘

②刮手部外側曲池、外關、陽池、
合谷、內側大陵穴區。

手部內側　　　　　手部外側

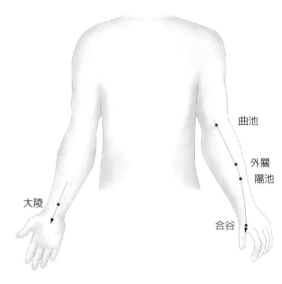

曲池

外關
陽池

大陵

合谷

足部

③刮腳踝周圍。
　注意：發作期下肢要倒刮。

黃褐斑

　　黃褐斑是由於妊娠婦女，因雌激素和黃體酮分泌增多，促使色素沈澱而致斑。

刮痧方式：

採坐姿或俯伏坐位，因肝氣鬱結，則可刮大椎，再刮肺俞、心俞，陽陵泉及太沖。

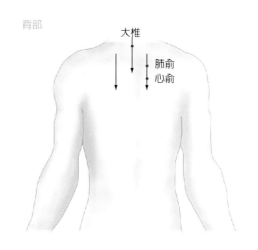

背部

大椎

肺俞
心俞

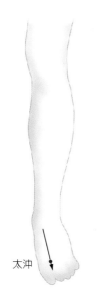

足部外側

太沖

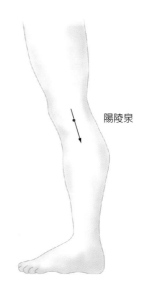

足部外側

陽陵泉

甲狀腺功能亢進症

甲狀腺功能亢進症因甲狀腺體分泌過多，甲狀腺素以致頸前兩側甲狀腺腫大，以中年女性發病率高，部份病人有突眼症。

刮痧方式：

①採坐位，刮風池、風門、腎俞、膀胱俞。

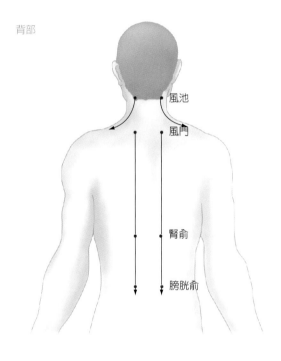

背部

風池
風門
腎俞
膀胱俞

②點揉天突、內關、神門、手三里、太沖穴位。

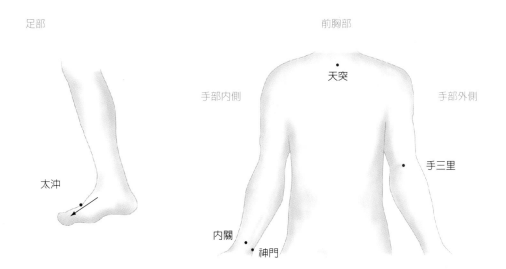

足部

太沖

前胸部

天突

手部內側

手部外側

手三里

內關

神門

③刮陰陵泉、三陰交穴區。

足部

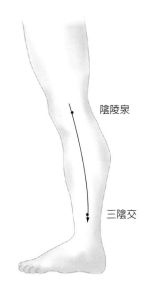

陰陵泉

三陰交

斑禿

斑禿是頭部毛髮、突然發生局限性斑狀禿落，與精神過度緊張、內分泌失調有關。

刮痧方式：

① 採俯伏坐位，若爲氣滯血瘀則先刮大椎、大杼，再刮肺俞、腎俞。

背部

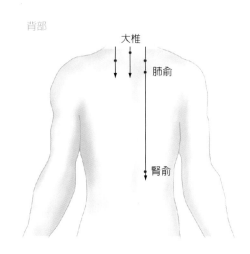

② 刮三陰交、陰陵泉、太沖、行間穴位區。

足部下肢內側

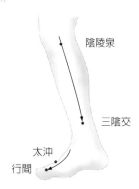

第七章　小兒保健篇

　　根據報導指出，開發中與開發國家的兒童們，逐年有超重的情形，但還是有許多兒童有食慾不振的情況發生。本篇介紹的刮痧法，有助於形體嬌弱的小兒，增強免疫力，抵抗外邪，促進生長發育，一方面可預防呼吸道感染，另一方面維持腸胃道之蠕動，強化消化系統功能，茲就此兩方面敘述刮拭的區帶如下：

　　第一為胸部正中線，任脈之胸骨柄至劍突之膻中穴區帶及其旁開兩側約〇·八吋之縱向帶。患者採仰臥姿，由上往下輕刮，手法宜輕，並三條。並沿肋間隙由內向外橫向刮，可取三至四條橫向條帶。

前胸部

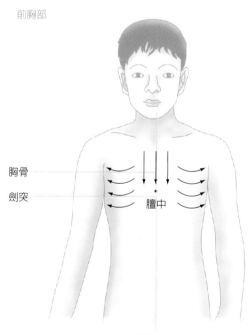

胸骨

劍突

膻中

胸部正中線

第二爲後腦部督脈之風府、啞門
穴之縱向帶及並兩側平行的六個縱向
帶，即枕外隆凸下至乳突根部沿顱骨
下肌層左右其十三個刮拭帶；刮拭患
者採坐姿，施治者要用雙手，以確保
頭項部之穩定及安全，尤其是小兒要
特別當心。

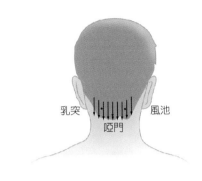

第三爲背部肩胛區帶，由督脈大
椎穴至筋縮之縱向線，其左右兩側的
華佗夾脊帶及與其平行，左右兩側的
足太陽膀胱經縱向帶。橫向區帶由兩
側肩胛爲度，其間沿自然生理弧度橫
向刮拭。臨床上由上至下取3-4條橫
向帶即可，患者採坐姿，手法宜輕，
也可隔夜刮以免傷及小兒皮膚。

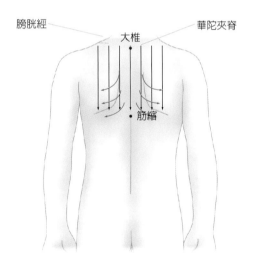

　　小兒易有厭食脹氣現象可用刮痧防止之。因為刮痧可強化消化道蠕動，例如可刮神闕、天樞穴區及中脘縱向穴區。臨床上可由腹部陽明胃經兩側之滑肉門穴，經天樞、外陵、大巨穴後斜向刮至任脈的關元穴，再刮由關元穴經中極至曲骨穴位帶。此外，背部膀胱經之脾俞、胃俞縱向帶及大腸俞穴區，亦為臨床上刮痧常用穴區帶以健化小兒消化功能。平日可點揉足三里、三陰交、內關、合谷、湧泉穴區以收保健之效或嚴重厭食可在四縫刮痧或挑痧。

強化消化道蠕動，刮神闕、天樞穴區及中脘縱向穴區。

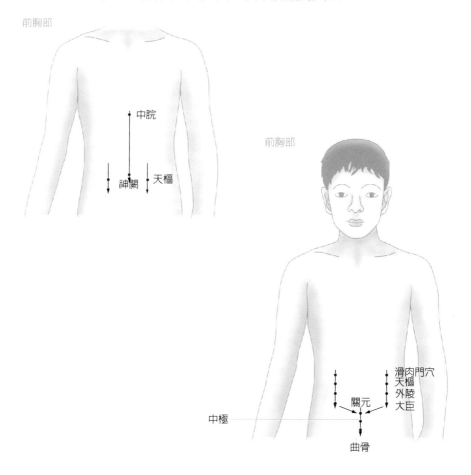

背部

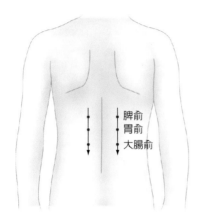

脾俞
胃俞
大腸俞

◎可點揉足三里、三陰交、內關、合谷、湧泉穴位區。

足部下肢內側　　　　　　　　手部內側　　　　　手部外側

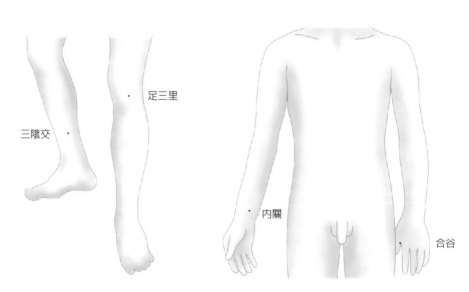

足三里

三陰交

內關

合谷

足底

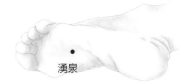

湧泉

嚴重厭食可在手的四縫刮痧或挑痧。

手部

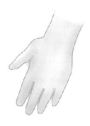

▲每二指之交叉處為縫，
故五指有四縫。

小兒刮痧的注意事項：

1. 詳讀第四章的刮痧禁忌與注意事項

2. 刮拭時，力道要輕，不宜太重。

3. 可取用適量長髮或棉紗線，揉成一團，作刮痧工具使用。

4. 嬰幼兒皮膚嬌嫩易損，可使用隔痧療法：用細綢布以水浸濕後擰乾，置於被刮部位皮膚表面，在綢布上刮拭。溼綢布要展平，無皺摺，刮拭手法平穩、均勻、適度；另每刮十餘下，即應掀開綢布觀察一次，如皮膚已呈暗紫紅色，應停止刮拭。

附錄　穴位圖

頭部穴道

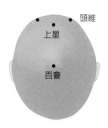
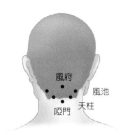

面部穴道

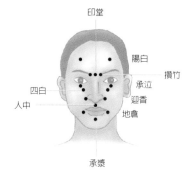
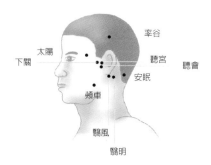

頸部、背部穴道

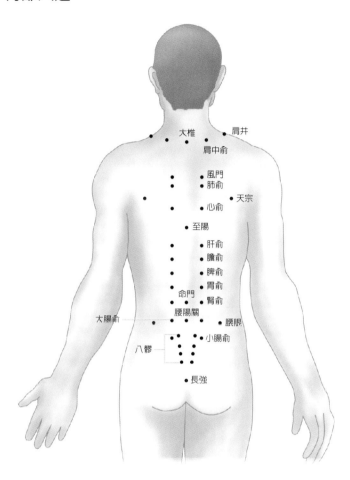

大椎　肩井
肩中俞
風門
肺俞
心俞　天宗
至陽
肝俞
膽俞
脾俞
胃俞
命門　腎俞
腰陽關
大腸俞　　腰眼
小腸俞
八髎
長強

胸部、腹部穴道

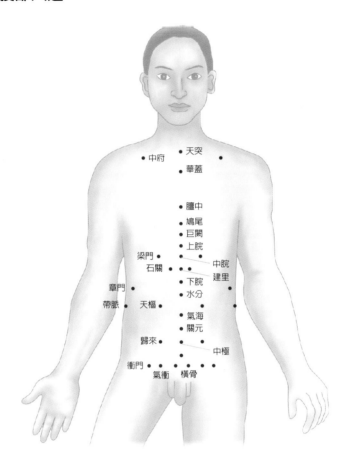

四肢穴道

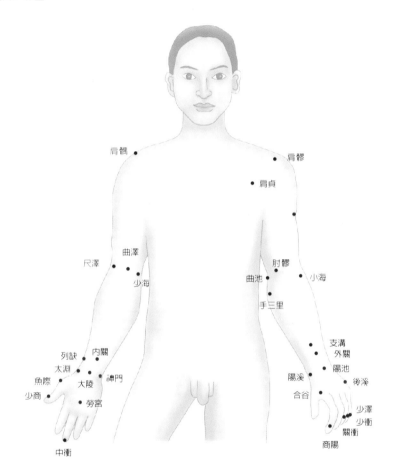

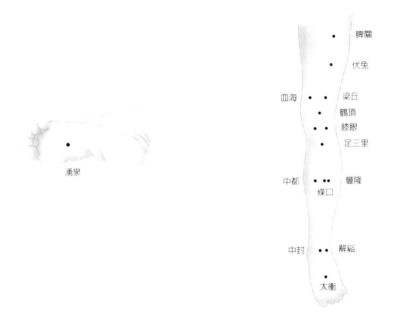

髀關
伏兔
血海 梁丘
鶴頂
膝眼
足三里
中都 豐隆
條口
中封 解谿
太衝
湧泉

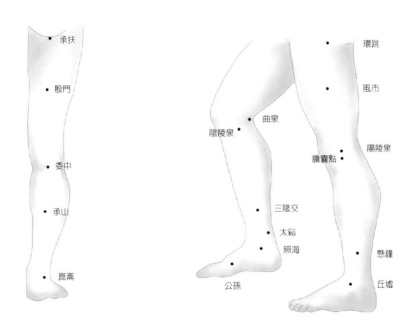

承扶
殷門
委中
承山
崑崙

環跳
風市
曲泉
陰陵泉
膽囊點
陽陵泉
三陰交
太谿
照海
懸鐘
公孫
丘墟

健康與運動 07　神奇的刮痧療法

編著	孫茂峰
企劃編輯	吳怡芬
編輯	鄭嘉華
插畫	柳惠芬
美術編輯	劉依婷

發行人	陳銘民
發行所	晨星出版有限公司
	台北市羅斯福路二段95號4樓之3
	TEL：(02)23620993　FAX：(02)23691275
	E-mail:service-taipei@morningstar.com.tw
	http://www.morningstar.com.tw
	行政院新聞局局版台業字第2500號
法律顧問	甘龍強律師
印製	知文企業（股）公司　TEL：(04)23595493

初版	西元2005年7月
總經銷	知己圖書股份有限公司
	郵政劃撥：　15060393
	（台北公司）台北市羅斯福路二段95號4樓之3
	TEL：(02)23672044　FAX：(02)23635741
	（台中公司）台中市407工業區30路1號
	TEL：(04)23595819　FAX：(04)23595493

定價 250 元
（缺頁或破損的書，請寄回更換）

國家圖書館出版品預行編目資料

神奇的刮痧療法 / 孫茂峰著. -- -- 初版.
　　臺北市：晨星，2003[民94]
　　　面：　公分

　　ISBN 957-455-864-9（平裝）

　　1.刮痧

413.952　　　　　　　　　　　　　94008177